前　言

本部分按照 GB/T 1.1—2009 给出的规则起草。

《中医健康管理服务规范》分为四个部分：

——第 1 部分：中医健康状态信息采集；

——第 2 部分：中医健康状态评估；

——第 3 部分：中医健康状态调理；

——第 4 部分：中医健康状态跟踪服务。

本部分为《中医健康管理服务规范》的第 4 部分。

本部分由中华中医药学会提出并归口。

本部分起草单位：中华中医药学会、湖南中医药大学。

本部分主要起草人：洪净、何清湖、孙贵香、张冀东、陈燕、刘旺华、刘倩倩、刘琦、龚兆红、杨玉芳、倪佳、向岁、曾庆佳。

本标准技术顾问（按姓氏笔画排序）：王琦、孙光荣、张伯礼。

参与论证专家（按姓氏笔画排序）：丁成华、马烈光、王平、王东生、王伽伯、王秀兰、王琦、毛以林、方朝义、甘慧娟、史丽萍、付国兵、冯国湘、冯晓远、朱云、朱吉、朱嵘、任开益、刘杰、刘建和、刘春生、刘密、刘富林、关涛、许海玉、孙昌杰、严蔚冰、杜惠兰、李丽、李灿东、李卓军、李定文、李建、李晓屏、李铁浪、李慧、杨志波、杨国强、杨炳忻、杨洪军、杨朝阳、肖小河、肖作为、吴玉冰、邹忠梅、何雅莉、沈欣、汪受传、张水寒、张本钢、张霄潇、林雪娟、林谦、季光、周德生、赵怀润、赵迎盼、荆志伟、胡学军、姚勤、聂宏、莫美、袁肇凯、徐春军、高颖、高蕊、郭义、郭兰萍、郭宇博、郭清、唐旭东、黄岑汉、黄惠勇、梁雪娟、董昌武、蒋力生、喻嵘、詹志来、瞿岳云等。

以上专家对本部分提出了许多宝贵意见，在此一并表示感谢。

引　言

中医健康管理是根据中医学基本理论，运用中医"整体观念""治未病"思想，结合健康管理学理念，对社会个体或群体的健康状态进行系统的信息采集、评估、调理以及跟踪服务，从而提高人口健康素质的动态服务过程。

随着"以疾病治疗为中心"向"以健康促进为中心"的医疗服务模式转变，广大民众对中医健康管理服务的需求日益迫切，然而当前中医健康管理水平参差不齐，健康管理流程欠规范，缺乏系统的、动态的健康管理服务。为此，我们编制了《中医健康管理服务规范》（以下简称《规范》）。本《规范》是用于指导和规范中医健康管理流程、内容和方法的规范性文件。编写本《规范》的目的旨在为各健康管理机构和健康管理人员提供技术操作规范，使中医健康管理技术更好地为广大民众健康服务。

中医健康状态跟踪服务，是在中医学理论指导下，建立健康状态档案，并通过对健康状态的动态监测、健康教育和指导，从而提升公民健康素养，减少亚健康人群，促进疾病康复的动态服务过程。本部分是《中医健康管理服务规范》第 4 部分，是用于指导和规范中医健康状态跟踪服务的规范性文件。

前　言

中医健康管理服务规范
第4部分：中医健康状态跟踪服务

1 范围

本部分规定了中医健康状态跟踪服务的操作方法与内容，包括健康监测、健康教育、健康档案管理。

本部分适用于健康管理机构、健康服务机构、治未病中心、体检中心、社区卫生机构、营养指导顾问机构等。

2 规范性引用文件

下列文件对于本文件的应用是必不可少的。凡是注日期的引用文件，仅所注日期的版本适用于本文件。凡是不注日期的引用文件，其最新版本（包括所有的修改单）适用于本文件。

GB/T 15657—1995《中医病证分类与代码》

GB/T 16751.1—1997《中医临床诊疗术语　疾病部分》

GB/T 16751.2—1997《中医临床诊疗术语　证候部分》

GB/T 16751.3—1997《中医临床诊疗术语　治法部分》

GB/T 20348—2006《中医基础理论术语》

WS 365—2011 城乡居民健康档案基本数据集

WS/T 424—2013 人群健康监测人体测量方法

《中国血糖监测临床应用指南》2015 年版

《慢性乙型肝炎防治指南》2015 年版

《健康档案基本架构与数据标准（试行）》2009 年版

3 术语和定义

下列术语和定义适用于本文件。

3.1

健康监测 Health state monitoring

健康监测是通过系统的健康评估对服务对象进行动态的、连续的健康状态监测，从而掌握服务对象健康状态的变化，以为服务对象进行及时的健康调理提供依据，并进行有效的健康监控管理。

3.2

健康体检 Health state examination

健康体检或称健康检查，是指对无症状个体和群体的健康状况进行医学检查与评价的医学服务行为及过程，其重点是对慢性非传染性疾病及其风险因素进行筛查与风险甄别评估，并提供健康指导建议及健康调理方案。健康体检是实施疾病早期预防和开展健康管理的基本途径及有效手段之一。

3.3

中医健康教育 Health education of TCM

运用中医"治未病"理论，通过有计划、有组织地开展系统的中医健康科普教育活动，使人们自觉地采纳有益于健康的行为和生活方式，预防疾病，促进健康，提高生活质量，并对教育效果做出评价。通过健康教育，能帮助人们了解哪些行为是影响健康的，并能自觉地践行有益于健康的行为和生活方式。

3.4

中医健康档案 Health record of TCM

运用中医"治未病"理论，以中医整体观念为指导，记录健康相关的一切行为与事件的档案。

中医健康档案的核心，是将公民个体及群体的身心健康（健康状态、亚健康状态、疾病状态等）状态实现信息多渠道动态收集，进行规范、科学的记录，从而满足公民个体及群体自身健康评估、健康监测需要，为提升健康素质，评价调理效果，促进疾病康复提供依据。

4 健康监测

4.1 健康监测的内容

4.1.1 微观监测系统

包括常规微观监测及特殊微观监测项目。常规微观监测项目，如三大常规、血压、血糖、心电图、生化指标等。特殊微观检测项目视服务对象健康状况而定。

4.1.2 宏观监测系统

体质类型、生活质量、生活环境、饮食起居习惯等，如职业病危害因素，电离辐射健康危害因素，食品健康危害因素等。

4.1.3 中医四诊情况

定期指派专业的中医健康管理人员监测服务对象的望、闻、问、切情况。

4.1.4 体格检查

定期对服务对象的健康状况进行体格检查，视其健康情况而选择检查项目。

4.1.5 调理计划实施情况

定期对服务对象进行电话、短信服务和邮寄健康管理资料和健康提示，定期监督随访，询问服务对象的健康管理计划实施情况，一方面可以督导实施，另一方面可以了解服务对象依从性、心理状况等。

4.1.6 监控系统的完善和运行

——健康状态：对体质进行评估，提示可能的健康风险，给予针对性的健康指导。

——亚健康状态：对亚健康状态进行预警，对可能导致疾病的危险因素给予提醒，并督促服务对象远离高危因素。

——疾病倾向：对疾病倾向给予提示，尽早纠正机体的偏颇；对存在的疾病建议就诊科室，提供有利疾病向愈的调理方式，建议重点检测以及后期复查指标。

——疾病状态：对已病对象进行督促和指导，缩短疗程，促进康复。

——依从性：服务对象对诊疗建议的依从情况的监测。

——健康监测内容制定：健康监测的具体内容主要取决于服务对象的情况灵活制定，可以根据其需求提供不同的服务，如妇女需问月经，老人需问听力、视力等。定期对服务对象健康资料进行多维度对比、评估，可参阅附录A（资料性附录），做到对潜在健康危险因素早发现、早控制，建立健全疾病预警系统，做到早期调理。

4.2 健康监测的形式

——可以是电话短信随访、网上咨询、健康服务人员亲自到访、服务对象前来体检等。可自助检测的内容尽量要求做到自己动手、家庭督导、社区协助等。

——基于健康信息采集、评估、调理内容，依托于计算机系统，分健康人群、亚健康人群、疾病人群的不同状态建立个人、家族、社区、区域等不同范围监测系统。此外设立对特殊人群、常见疾病的监测预警系统。

——对一般服务对象做到定期监测，高危特殊对象密切关注，存在重大疾病对象随时监测，针对监测结果相应调整调理计划，遵循"未病先防，既病防变，预后防瘥"。

——目前市场上已有许多可穿戴式电子设备，其中多数具有健康监测功能。可穿戴式电子设备在健康数据采集、记录、分享、保存方面优势明显，可建议服务对象加以利用。

4.3 健康人群的监测

健康人群在整体健康的情况下，因为年龄增大，不健康生活方式等，也将走向亚健康或疾病状态。且健康人群中通过体质测定，也有部分人群有体质偏颇，不同偏颇类型体质的人群有一定的亚健康、疾病倾向性，可参阅《中医健康管理服务规范　第 3 部分：中医健康状态调整》以判定体质类型。通过针对不同体质类型的健康人群进行健康监测，有助于维持健康状态。

4.3.1 平和质常规监测项目

平和质人群无明显阴阳偏颇，应保持良好生活习惯，积极自我调理。应按不同年龄、性别、危险因子进行常规体检监测。

4.3.2 气虚质常规监测项目

——实验室检查：血常规，免疫功能，自主神经功能检测，心肺功能检查。

——其他：疲劳量表 FS – 14。

4.3.3 阳虚质常规监测项目

——实验室检查：血常规，肝肾功能，血糖，血脂，血乳酸，大便常规等。

——其他：体重，腰臀比。

4.3.4 阴虚质常规监测项目

——实验室检查：大便常规，内分泌激素等。

——其他：匹兹堡睡眠质量指数等。

4.3.5 痰湿质常规监测项目

——实验室检查：血脂、血糖、尿酸、冠心病风险筛查，高血压风险筛查等。

——其他：体重，体重指数，腰围，皮下脂肪厚度。

4.3.6 湿热质常规监测项目

——实验室检查：肝功能，血脂全套，内分泌全套。

——其他：肝胆彩超。

4.3.7 血瘀质常规监测项目

——实验室检查：血糖，血脂，血液黏滞度，血小板聚集，肿瘤标志物，宫颈涂片等。

——其他：血压，动态血压监测，踝臂指数，心电图，超声心动图，脑电图，眼底血管照相，心脏 CT，肺部低剂量 CT，乳腺超声，乳腺钼钯等。

4.3.8 气郁质常规监测项目

——自主神经功能检测。

——常规检测：抑郁自评量表（SDS）。

4.3.9 特禀体质常规监测项目

实验室检查：血常规，食物过敏原筛查，IgE、IgG 测定，以呼吸道表现为主的可行呼气激发试验等。

4.4 常见亚健康综合征的监测

4.4.1 慢性疲劳综合征常规监测项目

——实验室检查：血常规，肝功能，乙肝四项，心肌酶谱，免疫全套等。

——其他：心肺功能测定，必要时肌肉活检等。

4.4.2 电脑、空调、手机、耳机综合征常规监测项目

脑电图，脑血流图，听力等。

4.4.3 离退休综合征常规监测项目

4.4.3.1 一般监测项目

测体温、脉搏、呼吸、血压，量身高、体重、腰围，计算体质指数。

4.4.3.2 粗筛认知功能

4.4.3.3 粗筛情感状态

4.4.3.4 生活自理能力自我评估

4.4.3.5 脏器功能检查

——用标准视力表测视力（戴眼镜者测矫正视力），做好记录。

——粗测听力，测听力前告知被检者"下面我们简单检查一下您的听力情况"，在被检查老年人耳旁轻声耳语"你叫什么名字?"（不应让老年人看到你说话的口型）。

——简单运动功能检查。告知被检者，根据指令完成以下动作，"两手触后脑部""捡起这支笔""从椅子上站起，行走几步，转身，坐下"。记录完成动作情况。

4.4.3.6 基本体格检查

4.4.3.7 辅助检查

进行血常规、尿常规、肝功能（血清谷草转氨酶、血清谷丙转氨酶和总胆红素）、肾功能（血清肌酐和血尿素氮）、血糖、血脂（总胆固醇、甘油三酯、低密度脂蛋白胆固醇、高密度脂蛋白胆固醇）、心电图检查和腹部B超（肝胆胰脾）检查。记录最近一次检查结果填写至附录A（资料性附录）辅助检查部分。

4.4.3.8 其他检查

根据健康管理机构自身条件，建议老年人进行以下辅助检查：大便潜血、乙肝表面抗原、眼底检查、X射线胸片。

4.4.4 都市孤独综合征常规监测项目

——量表评估：抑郁自评量表，贝克抑郁量表，汉密尔顿焦虑量表。

——其他检查：头颅核磁共振等。

4.4.5 假日综合征常规监测项目

——实验室检查：大小便常规。

——其他：抑郁自评量表，贝克抑郁量表，汉密尔顿焦虑量表等。

4.5 常见慢性疾病的监测

4.5.1 糖尿病监测项目

4.5.1.1 血糖的监测

糖尿病需要自我监测的项目有血糖、血压、体重等，定期或根据病情需要进行测试。同时还应做好饮食量及用药情况的记录。还有一些项目患者同样需要定时去医院检查监测，如口服葡萄糖耐量试验，糖化血红蛋白，尿糖，尿酮体，血脂，微量白蛋白尿，肝肾功能及视网膜病变等。

——定时监测血糖，包括空腹及餐后2小时，并及时记录，观察血糖的变化规律。

——使用口服降糖药者可每周监测2~4次空腹或餐后2小时血糖，或在就诊前一周内连续监测3天，每天监测7个时间点血糖（早餐前后、午餐前后、晚餐前后和睡前）。

——使用胰岛素治疗者可根据胰岛素治疗方案设置相应的血糖监测计划。如使用预混胰岛素者空腹血糖达标后，注意监测餐后血糖以优化治疗方案。

——使用基础胰岛素的患者应监测空腹血糖，根据空腹血糖调整睡前胰岛素的剂量。

——使用预混胰岛素者应监测空腹和晚餐前血糖，根据空腹血糖调整晚餐前胰岛素剂量，根据晚餐前血糖调整早餐前胰岛素剂量，如果空腹血糖达标后，注意监测餐后血糖以优化治疗方案；且告知使用餐时胰岛素者应监测餐后或餐前血糖，并根据餐后血糖和下一餐餐前血糖调整上一餐餐前的胰岛素剂量。

——特殊人群（围手术期患者、低血糖高危人群、危重症患者、老年患者、1型糖尿病及妊娠期糖尿病患者等）的监测，应遵循以上血糖监测的基本原则，制定个体化的监测方案。

4.5.1.2 靶器官损害的评估

——肾脏损害：检查血肌酐，尿素氮，尿酸，微量蛋白尿，尿蛋白，β2微球蛋白等提示肾功能情况。

——心脏损害：检查心电图、心肌酶谱等提示心脏功能。

——眼底损害：出现视野缺损、模糊、视力下降等提示眼底损害，检眼镜可证实损害程度，最好每年做一次眼底检查，特别是血糖控制不佳者和伴有其他糖尿病并发症者。

——糖尿病周围神经损害：出现神经功能缺损或刺激症状提示周围神经损害，肌电图检测出现异常变化证实神经损害。

——糖尿病足：出现下肢皮肤破损后长期不愈应考虑糖尿病足的发生，动态监测下肢皮肤颜色、温度、动脉搏动。

4.5.1.3 尿糖的监测

定期监测尿糖，尿酮体，尿蛋白，以了解糖尿病的控制情况及肾脏情况。糖尿病患者在确诊后至少每12个月应检测1次尿微量白蛋白（或尿蛋白），或认为需要时接受该项检测。

4.5.1.4 血脂的监测

血脂应每3~6个月检测1次，至少也要每年检测1次。所有血脂异常的患者接受生活方式调理3个月后都应复查血脂水平，未达标者应接受药物治疗，并在1个月后复查药物治疗的效果和肝功能。达标后每6个月复查1次。经过3个月降脂治疗，血脂控制仍不满意者需要住院诊治。

4.5.2 高血压监测项目

4.5.2.1 血糖的自我监测

高血压患者的自我监测是医护人员无法替代的，患者应每天测量血压2~3次，详细记录血压值。医护人员应教会患者如何监测血压。根据世界卫生组织推荐，建议使用上臂式电子血压计。

4.5.2.2 24小时动态血压监测（ABPM）

ABPM在评价和预测高血压病靶器官损害方面及判断预后的价值上远大于偶测血压。

4.5.2.3 靶器官损害（TOD）评估

肾损害：检查血肌酐，尿素氮，尿酸，微量蛋白尿，尿蛋白等提示肾功能。

4.5.2.4 特殊人群的监测

——肥胖者应定时监测体重；

——血脂异常者定时监测血脂；

——血糖异常者定时监测血糖；

——服用血管紧张素转化酶抑制剂（ACEI）、血管紧张素Ⅱ受体阻断剂（ARB）者，应监测血肌酐、血钾水平。

4.5.3 冠心病监测项目

4.5.3.1 实验室检查

心肌酶、血糖、血脂、血红蛋白、肝肾功能、电解质、甲状腺功能、白介素-6、纤维蛋白原、同型半胱胺酸等。

4.5.3.2 其他检查

——心电图、心电负荷试验、动态心电图、超声心动图。

——其他检查：冠状动脉成像、冠脉造影等。

4.5.4 脂肪肝监测项目（非酒精性脂肪肝）

4.5.4.1 实验室检查

——肝功能检测：血清谷丙转氨酶、谷草转氨酶、胆碱酯酶、血浆球蛋白、蛋白电泳化验等。

——血常规：红细胞计数、血红蛋白含量、红细胞压积、血小板分布宽度等。

——血生化：肝肾功能、血脂、血糖。

4.5.4.2 其他检查

——血压、脉搏、体重及腰臀围情况，应至少每周测定一次。

——影像学检查：肝脏彩超、B型超声。

4.5.5 前列腺增生监测项目

4.5.5.1 常规检查

24小时尿量、血常规、尿常规、尿流率、血清PSA等。

4.5.5.2 肾功能检查

检查血肌酐、尿素氮、尿酸、尿蛋白等。

4.5.5.3 影像学检查

B型超声、X射线、膀胱尿道镜。

4.5.6 肥胖症监测项目

4.5.6.1 常规检查

体重、体质指数（BMI）、腰臀比等指标。

4.5.6.2 特殊人群检查

——肥胖兼高血压者应定时监测血压，服用ACEI、ARB和利尿剂者，应监测血肌酐、血钾水平；

——肥胖兼血脂异常者定时监测血脂；

——肥胖兼血糖异常者定时监测血糖；

——肥胖兼有冠心病者，注意冠心病的相关症状和血液流变学的监测；

——肥胖兼有多囊卵巢综合征的女性定期监测性激素六项和卵泡。

4.5.7 痛风监测项目

4.5.7.1 常规检查

血清尿酸测定、尿常规、血常规、血脂等。

4.5.7.2 肝肾功能检查

长期服用非甾体类抗炎药、秋水仙碱等药物时，应定期复查肝肾功能。

4.5.7.3 影像学检查

主要运用X射线、B型超声、心电图等定期监测关节病变及肾脏的继发性病变。

4.5.7.4 其他检查

痛风石、关节液成分定性，关节腔液体镜检等。

4.5.8 乙型病毒性肝炎监测项目

4.5.8.1 肝脏生化指标

主要有ALT、AST、胆红素、白蛋白和球蛋白、PT/PTA、GGT、ALP等。

4.5.8.2 病毒学和血清学指标

HBsAg、HBeAg、抗HBe和HBV DNA，一般治疗开始后1~3个月检测1次，以后3~6个月检测1次。

4.5.8.3 其他检查

——血常规、甲状腺功能、血糖及尿常规；

——肝脏弹性检查；

——肾功能指标。

4.5.9 肺癌监测项目
4.5.9.1 影像学检查
X 射线、CT、磁共振显像、核素成像、B 型超声、PET – CT 等。主要用于肺癌诊断、分期、再分期、疗效监测及预后评估。
4.5.9.2 内窥镜检查
内窥镜检查包括支气管镜检查、经支气管针吸活检术和超声支气管术引导的经支气管针吸活检、经支气管肺活检术、胸腔镜检查、纵隔镜检查等。主要用于肺癌的细胞学和组织学诊断、淋巴结分期等。
4.5.9.3 实验室检查
——血常规、肝肾功能以及其他必要生化检查；
——肿瘤标志物检查：CA – 50，CA – 125，CA – 199 等。
4.5.9.4 其他检查
痰细胞学培养、TTNA、胸腔穿刺、胸膜活检、浅表淋巴结及皮下转移淋巴结活检术等。用于肺癌常规诊断以及细胞病理学诊断。

5 健康教育
5.1 中医健康教育服务对象
健康人群、亚健康人群（含疾病倾向人群）、疾病人群。
5.2 中医健康教育的内容
5.2.1 中医药基本理论教育
5.2.1.1 中医对生命的认识
介绍中医学天地人的观念，了解人的生命来源于自然，是自然的一种现象，生长壮老已是生命的自然过程。
5.2.1.2 中医对人与自然、社会关系的认识
介绍中医学的天人合一的观念，了解天人合一，天人相应，人与自然界的运动变化是息息相应的整体观念；介绍社会环境对人体生理、病理的影响。
5.2.1.3 中医对健康的认识
介绍中医学天人合一、脏腑合一、形神合一、阴阳平衡的健康观念；介绍中医学阴阳五行的哲学思想和方法；介绍法于阴阳，和于术数，食饮有节，起居有常，不妄作劳，恬淡虚无，规避虚邪贼风的健康生活方式。
5.2.1.4 中医对亚健康状态的认识
介绍亚健康状态的概念、分类与特征，阐明它的隐匿性和双向性，提醒人们重视亚健康状态的防范；介绍常见亚健康状态症状，如目干涩、耳鸣、头晕、头痛、夜尿多、便秘、咽干、健忘、心悸、失眠、经前乳胀、疲劳、嗜睡、畏寒、情绪低落、烦躁易怒等；介绍常见亚健康中医证候肝气郁证、肝郁脾虚证、心脾两虚证、肝肾阴虚证、肺脾气虚证、脾虚湿阻证、痰热内扰证、心肾不交证、气血亏虚证、湿热蕴结证的辨识方法；常见亚健康状态综合征，如离退休综合征、考试综合征、假日综合征等。
5.2.1.5 中医对疾病的认识
介绍中医学对疾病产生的原因和病理变化的认识；了解自然因素、社会因素、精神情志因素、饮食因素、起居因素等导致疾病的因素；介绍病、证、症的关系及中医学分析疾病的方法。
5.2.1.6 中医学的诊疗手段
介绍中医学独特的望、闻、问、切（尤其是脉诊）诊断方法和辨证原理，中医学治疗疾病的基本原则和方法，中医学治未病的思想，中医的内治和外治方法。

5.2.1.7 中医养生保健的理念和方法

——中医养生保健的理念和基本原则：介绍中医学顺应自然、阴阳平衡、辨证施养的理念和思想；介绍养生保健的基本原则。

——中医养生保健常用方法：介绍中医学常用的养生方法，如体质养生、四季养生、情志养生、饮食养生、运动养生、经穴养生等。

——体质养生：介绍中医学对体质的认识和辨识体质的方法，了解不同体质（平和质、阳虚质、阴虚质、气虚质、血虚质、痰湿质、湿热质、血瘀质、气郁质、特禀质等）的特征及其相应的日常养生方法。

——四季养生：介绍中医学按照春夏秋冬四时变化采用的相应的养生方法。

——情志养生：介绍中医学对精神情志活动的认识，了解情志与脏腑的关系以及产生疾病的道理，介绍常用的心地善良、心胸开阔、心情快乐、心态平和、心宁神净等调摄情绪方法。

——饮食养生：介绍中医学饮食养生的常用方法，树立正确的饮食养生理念，采取适宜合理的饮食方式，尤其是适合自己的饮食方式。

——运动养生：介绍中医学对运动养生的认识，介绍太极拳、八段锦、易筋经、五禽戏的特点、作用、操作要领及注意事项。

——经穴养生：介绍中医学对经络的认识以及经络在人体中的作用，介绍常用穴位的部位、养生保健功效、按压方式以及注意事项。

5.2.2 常见疾病的中医药防治知识教育

介绍中医学对冠心病、高血压、高脂血症、糖尿病、脂肪肝、痛风、恶性肿瘤、慢性支气管炎、风湿性关节炎、颈椎病、骨质疏松症、流行性感冒、乙型病毒性肝炎等常见慢性疾病的认识，重点介绍中医药对这些疾病的预防和辨证论治的内容。了解中医药针对这些疾病的预防保健方法和辅助治疗方法，如饮食、情志、运动、穴位按摩、药枕、敷贴、足浴、气功等方法。

5.2.3 特殊人群的中医药养生保健方法教育

5.2.3.1 老年人的基本特点及养生保健

介绍中医学对老年人的生理特点、病理特点、常见疾病的认识，着重介绍中医学针对老年人生理、病理特点所采取的养生保健方法和常见疾病的预防保健方法。

5.2.3.2 妇女的基本特点及养生保健

介绍中医学对妇女的生理特点、病理特点、常见疾病的认识，着重介绍中医学针对妇女各个阶段的生理、病理特点所采取的养生保健方法和常见疾病的预防保健方法。

5.2.3.3 儿童的基本特点及养生保健

介绍中医学对儿童的生理特点、病理特点、常见疾病的认识，着重介绍中医学针对儿童生理、病理特点所采取的养生保健方法和常见疾病的预防保健方法。

5.2.4 中医药常识

5.2.4.1 政策法规

介绍国家有关中医药的法律法规和方针政策、中医药服务体系以及中医药在国家卫生事业中的地位和作用等。

5.2.4.2 特色疗法

介绍中医药在养生保健和疾病防治方面的一些具有特色的治疗方法，如针灸、火罐、足浴、刮痧等，了解其方法、注意事项等。

5.2.4.3 中药常识

介绍中药的基本知识，了解中药"四气""五味"及中药简单的加工炮制、煎煮方法以及服用中药的注意事项等。

5.2.4.4 家庭常备中成药知识教育

家庭常备中成药的主治、功效、适应证、使用方法、注意事项、服用禁忌等。

5.2.4.5 中医药应急知识教育

在突发公共卫生事件、自然灾害、疾病暴发流行、家庭急救时，介绍中医药应急处置的知识和技能等。

5.3 其他健康教育内容

——开展合理膳食，控制体重，适当运动，调节心理，改善睡眠，限盐，控烟，限酒，控制药物依赖、戒毒等健康生活方式和可干预危险因素的健康教育。

——开展哮喘、乳腺癌和宫颈癌、结核病、艾滋病、流感、手足口病和狂犬病等疾病的健康教育。

——开展食品安全、职业卫生、放射卫生、环境卫生、饮水卫生、计划生育、学校卫生等公共卫生问题的健康教育。

——开展应对突发公共卫生事件应急处置、防灾减灾、家庭急救等健康教育。

——宣传普及医疗卫生法律法规及相关政策。

5.4 健康教育的形式及流程

5.4.1 健康教育的形式

5.4.1.1 发放印刷资料

印刷资料包括健康教育基本知识、健康挂历、健康教育处方和健康手册等。可在卫生服务中心（站）的候诊区、诊室、咨询台，社区以及公共设施等处发放。印刷资料需及时更新补充，保障使用。

5.4.1.2 播放音像资料

音像资料包括录像带、VCD、DVD、电视讲座、广播讲座等视听传播资料，在机构正常应诊时间内，卫生服务中心门诊候诊区、观察室、健康教育室等场所或宣传活动现场播放。

5.4.1.3 设置健康教育宣传栏

宣传栏一般设置在机构的广外、健康教育室、公共设施旁、候诊室、输液室或收费大厅的明显位置，宣传栏中心位置距地面1.5～1.6m高。各机构需及时更新健康教育宣传栏内容。

5.4.1.4 网络平台宣传

充分运用网站、QQ群、微信群等网络平台，开展中医药"治未病"理论知识宣传和常见亚健康状态、常见慢性疾病的中医药防治知识的普及。

5.4.1.5 有针对性地开展健康咨询活动

利用各种健康主题日或针对重点健康问题，开展健康咨询活动并发放宣传资料。定期举办健康知识讲座、健康沙龙，引导学习、掌握健康知识及必要的健康技能，促进健康管理对象的身心健康。

5.4.1.6 开展个体化健康教育

医护人员及健康管理师在提供门诊医疗、上门访视等医疗卫生服务时，要开展有针对性的个体化健康知识和健康技能的教育。

5.4.1.7 鼓励参加健康自助类团体

鼓励服务对象参加各种以健康自助为目的的社区团体、组织或俱乐部。如戒烟互助会、肺癌俱乐部等。

5.4.2 健康教育的流程

5.4.2.1 了解健康需求

根据健康辨识与健康评估，同时结合与患者的接触、谈话获得的信息，了解不同个体、群体的健康需求。

5.4.2.2 制订健康教育计划

通过教育对象对疾病或健康问题的认识水平、对健康教育的态度、学习能力、环境因素等不同而实施不同方式和强度的健康教育。

——教育时间：根据教育形式的不同而具体选择，如室内小范围的健康沙龙宜征求此范围内所有服务对象的意见，以期获得最佳时间；如是以室外宣传或讲座形式在社区内举行，则宜视天气情况而定，可不征求意见。

——教育场所：对某些特殊人群的健康教育应选择适宜的场所进行，以免使此类人群或家属感到不安或尴尬。如艾滋病类人群等。

——教育内容：教育内容应根据教育形式具体情况决定，以最小投入或最大健康意识提高效果为原则。如是社区大范围的宣传，则应当重点宣传该社区高发病相关的健康知识；若是小范围的小差异人群，则可宣传针对该人群特点的健康知识。

——教育人员：参与健康教育主讲或宣传的人员必须有相关资质，熟悉受众人群威胁健康因素的特点，熟悉各科疾病的预防、发生和发展。着装得体、形象大方、耐心严谨、微笑服务。

——教育方法及工具：根据受众的特点，选择恰当的教育方法和工具，以加强教育的效果。

5.4.2.3 健康教育效果的评价

——评价教育需求：评价以往受众教育需求的评估是否准确、完整。

——评价教学方法：评价教育方法是否恰当，教育者是否称职，教材是否适宜，教育形式是否合理。

——评价教育目标的实现程度：目标有不同的层次，前一层次的目标往往是下一层次目标的基础。评价时，应参照计划目标，在活动的不同时期进行不同的评价。

5.4.3 健康教育服务的要求

——具备开展健康教育的场地、设施、设备，并保证设施设备完好，正常使用。

——要制订健康教育年度工作计划，保证其可操作性和可实施性。

——健康教育内容要通俗易懂，并确保其科学性、时效性。

——要有完整的健康教育活动记录和资料，包括文字、图片、影音文件等，并存档。每年做好年度健康教育工作的总结评价。

——要加强与乡镇政府、街道办事处、村（居）委会、社会团体等辖区其他单位的沟通和协调，共同做好健康教育工作。

——要充分发挥健康教育专业机构的作用，接受健康教育专业机构的技术指导和考核评估。

——运用中医理论知识，在饮食起居、情志调摄、药膳食疗、运动锻炼等方面，对城乡居民开展养生保健知识宣教等中医健康教育。

——患病人群因所患疾病不同，应接受相应疾病的详细健康教育。健康人群与亚健康人群及患病人群的中医健康管理的健康教育范围应包括中医药的基本知识，养生保健的理念和方法，常见疾病的中医药防治，重点人群的中医药养生保健及中医药常识。

5.4.4 健康教育的考核指标

——发放健康教育印刷资料的种类和数量；

——播放健康教育音像资料的种类、次数和时间；

——健康教育宣传栏设置和内容的更新情况；

——举办健康教育讲座和健康教育咨询活动的次数和参加人数。

6 健康档案管理

6.1 健康档案建设的目标

健康档案管理规范化，建立统一、科学、规范的健康档案，促进管理的信息化和高效化，所要达到的目标是：通过对服务对象健康档案进行实时的增加、修改、查询、删除、浏览等，使用者可以对信息进行动态的更新、上传档案、下载信息，达到健康信息权限下的共享；同时能够实时地获取居民健康档案信息，对信息做出及时的分析等操作，用户根据自己的权限可以实现对档案信息的不同操作，最终实现对健康档案信息管理的信息化，极大提高医护人员及保健机构的工作效率，同时保证工作的质量，完成对健康档案信息管理的系统化、自动化、信息化、准确化、高效化。

6.2 健康档案的内容

6.2.1 基本信息

包括基础信息和基本健康信息，基本信息相当于登记表。包括以下内容：

——人口学信息：如姓名、性别、出生日期、出生地、国籍、民族、身份证件编号、文化程度、婚姻状况等。

——社会经济学信息：如户籍性质、联系地址、联系方式、职业类别、工作单位等。

——亲属信息：如子女数、父母亲姓名等。

——社会保障信息：如医疗保险类别、医疗保险编号、残疾证编号等。

——基本健康信息：如血型、过敏史、预防接种史、既往疾病史、家族遗传病史、健康危险因素、残疾情况、亲属健康情况等。

——建档信息：如建档日期、档案管理机构等。

6.2.2 中医健康体检信息

即主要健康问题记录，包括中医望、闻、问、切基本信息及西医常规检查项目信息。

6.2.3 重点人群健康管理记录

——儿童保健：出生医学证明信息、新生儿疾病筛查信息、儿童健康体检信息、体弱儿童管理信息等。

——妇女保健：婚前保健服务信息、妇女疾病普查信息、计划生育技术服务信息、孕产期保健服务与高危管理信息、产前筛查与诊断信息、出生缺陷监测信息等。

——老年人保健：既往病史、危险因素、生活自理能力、认知能力、心理情志、饮食起居习惯等信息。

6.2.4 其他医疗卫生服务记录

包括接诊、会诊、转诊记录等。这四个方面的信息相互关联，共同组成健康档案。

6.3 健康档案管理的流程

6.3.1 健康档案管理的服务对象

建立健康档案时，将服务对象分为三大类：

——健康状态人群（或参加周期性健康体检、寻求健康咨询者）；

——亚健康状态人群（有一定不适，寻求健康指导者）；

——常见慢性疾病人群，如高血压、糖尿病、冠心病、脂肪肝等部分病种的慢性病病人。

6.3.2 健康档案管理的内容

6.3.2.1 确定需要建立个人健康档案的服务对象和建档方式

对于首次就诊者，医护人员应依据自愿原则为其建立健康档案；而对于重点管理人群则主要根据当地政府部门有关重点人群管理要求，通过入户服务（访视或调查）、疾病筛查、健康体检、门诊接诊等方式，由责任医护人员在居民家中或工作现场分期、分批建立健康档案。对于需要建立健康档案的居民，应耐心解释健康档案的作用，促使居民主动配合健康档案的建立。

6.3.2.2 建立服务对象的个人健康档案

个人健康档案包括：一般情况、主要问题目录、周期性健康体检表、服务记录表（接诊记录、各种重点人群随访表、儿童计划免疫记录表）等。

6.3.2.3　发放健康档案信息卡

——对建立了健康档案的对象，同时为其填写和发放健康档案信息卡，嘱其在复诊或随访时使用。健康档案信息卡的形式可以多样，其目的是便于查找健康档案。

——在建立个人健康档案的基础上，建立家庭健康档案，包括家庭成员一般情况、家庭成员主要健康问题目录、家庭社会经济状况、变更情况等内容。

6.4　健康档案的使用

——已建档人员到医疗保健机构就诊时，应持健康档案信息卡，在调取其健康档案后，由接诊医生根据复诊情况，及时更新、补充相应记录内容。

——服务对象于其他医疗保健机构就诊产生相应医疗保健资料时应一并携带，在服务过程中记录、补充相应内容。

——对于需要转诊、会诊的服务对象，由接诊医生填写转诊、会诊记录。

——所有的服务记录由责任医护人员或档案管理人员统一汇总，及时归档。

——农村地区建立健康档案可与新型农村合作医疗工作相结合。

6.5　健康档案服务的要求

——健康档案的建立要遵循自愿与引导相结合的原则，在使用过程中要注意保护服务对象的个人隐私。

——各机构应通过多种信息采集方式建立健康档案。健康档案应及时更新，保持资料的连续性。

——统一为健康档案进行编码，采用 16 位编码制，以国家统一的行政区划编码为基础，以乡镇（街道）为范围，村（居）委会为单位，编制健康档案唯一编码。同时将建档居民的身份证号作为身份识别码，为在信息平台下实现资源共享奠定基础。

——按照国家有关专项服务规范要求记录相关内容，记录内容应齐全完整，真实准确，书写规范，基础内容无缺失。各类检查报告单据和转、会诊的相关记录应粘贴留存归档。

——健康档案管理要具有必需的档案保管设施设备，按照防盗、防晒、防高温、防火、防潮、防尘、防鼠、防虫等要求妥善保管。指定专（兼）职人员负责健康档案管理工作，保证健康档案完整、安全。

——加强信息化建设，有条件的地区应利用计算机管理健康档案。

——积极应用中医药方法为城乡居民提供中医健康服务，记录相关信息纳入健康档案管理。

6.6　健康档案服务的考核指标

——健康档案建档率＝建档人数/辖区内常住居民数×100％。

——健康档案合格率＝填写合格的档案份数/抽查档案总份数×100％。

——健康档案使用率＝抽查档案中有动态记录的档案份数/抽查档案总份数×100％。

——有动态记录的档案指 1 年内有符合各类服务规范要求的相关服务记录的健康档案。

附录 A

（资料性附录）

健康状态监测记录表

本表适用于健康/亚健康/慢性病人群			随访日期		随访人		随访形式	
姓 名		电 话			住 址			
性 别		年 龄			职 业		何种体质	支付类型
调理 计划 实施 情况	依从性							
	计划实施情况							
	健康教育参与情况							
	预防接种计划							

微观 监测	（代码）项目 1 大便常规　2 肿瘤标志物　3 血常规 4 血液生化　5 免疫学检查　6 尿常规 7 腹部彩超　8 内分泌全套　9 腰臀比 10 体重指数　11 男性B超　12 脑电图 13 妇科B超　14 乳腺B超　15 心电图 16 便血试验　17 凝血功能　18 胸 片 （不提倡做侵入性检查）	□	（请填写阳性结果）
		□	
		□	
		□	
		□	
		□	
		□	
		□	
		□	
		□	

宏观 监测	（代码）项目 1 饮食偏嗜　　　2 水果蔬菜食用情况 3 家庭关系　　　4 家居卫生、社区卫生 5 工作/学习环境卫生　6 工作/学习压力 7 同事/同学关系　8 作息时间 9 户外活动参与度　10 书籍阅读 11 休闲娱乐情况　12 外伤情况 （不提倡涉及隐私敏感项目）	□	（请填写直接或潜在的健康危险因素）
		□	
		□	
		□	
		□	
		□	
		□	
		□	
		□	

中医 四诊 情况	（代码）项目 1 望诊　2 闻诊　3 问诊 4 脉诊　5 舌诊　6 按诊	□	（请填写有辨证意义结果）
		□	
		□	
		□	

续表

体格检查	（代码）项目 1 生命体征　2 一般情况　3 头部　4 眼　5 耳 6 鼻　7 口腔　8 颈部　9 胸部　10 肺脏 11 心脏　12 腹部　13 外生殖器及肛门 14 脊柱及四肢　15 周围血管征　16 皮肤黏膜 17 淋巴结　18 神经系统	□	
		□	
		□	
		□	
		□	
		□	
		□	
		□	
其他	（代码）项目 1 疲劳量表 FS－14　　　2 匹兹堡睡眠指数量表 3 抑郁自评量表　　　　4 呼吸激发试验 5 中医体质量表	□	
		□	
		□	
		□	
健康状态评估			
中医辨证分析			
健康危险因素分析			
受检者意见或建议			
调理效果评估			
调理计划修正改善			

预约下次随访时间：	受检者/监护人：	审核人：

续表

参 考 文 献

［1］王琦．中医体质学［M］．北京：中国医药科技出版社，1995．

［2］王琦．解密中国人九种体质［M］．北京：中国医药科技出版社，2009．

［3］杨倩春．中老年人群高尿酸血症及常见体质类型的代谢组学特征［D］．广州中医药大学，2013．

［4］苏丽雅，戴红芳，张文玉等．中医气郁体质的自主神经功能分析［J］．现代中西医结合杂志，2013，19：2084-2085，2087．

［5］李英帅，王琦，袁卓珺．阳虚体质者血清和尿液的核磁共振代谢组学［J］．高等学校化学学报，2011，11：2521-2527．

［6］吴娜琼．2012年美国内分泌医师协会血脂异常与动脉粥样硬化预防管理指南简介［J］．中国医学前沿杂志（电子版），2013，06：90-96．

［7］李东涛，宋本胜，田代华．论血虚体质的特征［J］．中国中医基础医学杂志，2002，02：16-18．

［8］中华医学会健康管理学分会，中华健康管理学杂志编委会．健康体检基本项目专家共识［J］．中华健康管理学杂志，2014，8（2）：81-90．

［9］何清湖．亚健康临床指南［M］．北京：中国中医药出版社，2009．

［10］孙涛，何清湖．中医治未病［M］．北京：中国中医药出版社，2012．

［11］陈君石，黄建始．健康管理师［M］．北京：中国协和医科大学出版社，2007：550-551．

［12］孙涛，何清湖．中医治未病［M］．北京：中国中医药出版社，2012．

［13］王勤荣．社区居民健康档案的建立（六）［J］．中国社区医师，2002，18：4-5．

［14］王勤荣．社区居民健康档案的建立（九）［J］．中国社区医师，2002，21：2-3．

［15］卫生部．中国公民健康素养——基本知识与技能（试行）［J］．中国健康教育，2008，24（1）：32．

［16］钱抒文，李赣，陈容焕．中医医院健康教育需求的现状分析与实践［J］．中医药管理杂志，2012，20（4）：314-316．